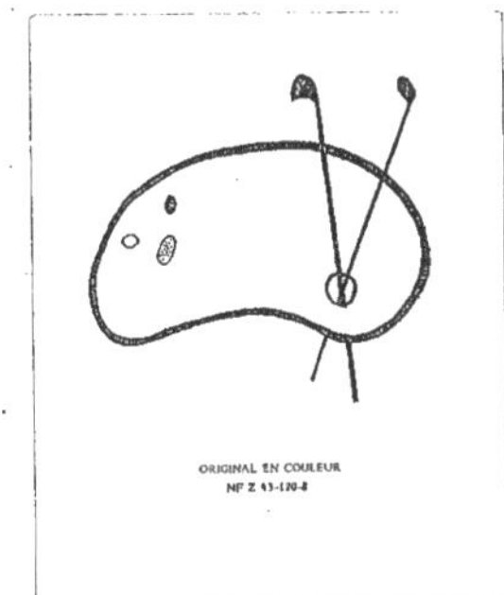
ORIGINAL EN COULEUR
NF Z 43-120-8

AF475131

COMITÉ INTERNATIONAL DE LA CROIX-ROUGE

DOCUMENTS

PUBLIÉS A L'OCCASION DE LA

GUERRE

(1914-1917)

RAPPORT

de M. le prof. Ad. D'ESPINE et de M. le D[r] Ch. MARTIN-DU PAN,
sur leur visite aux formations sanitaires du front italien.
Mai-Juin 1917

QUINZIÈME SÉRIE

Août 1917

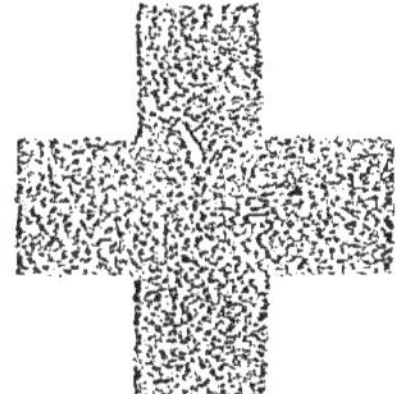

INTER ARMA CARITAS

GENÈVE
LIBRAIRIE GEORG & Cie
Maisons à Bâle et à Lyon

PARIS
LIBRAIRIE FISCHBACHER
33, Rue de Seine

DOCUMENTS

publiés à l'occasion de la

GUERRE

(1914-1917)

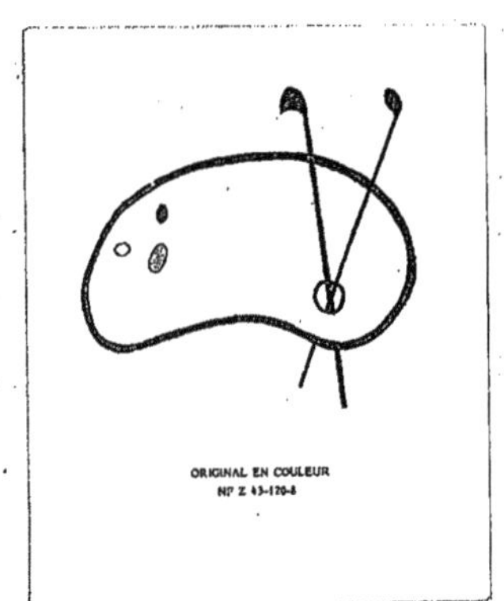

COMITÉ INTERNATIONAL DE LA CROIX-ROUGE

DOCUMENTS

PUBLIÉS A L'OCCASION DE LA

GUERRE

(1914-1917)

RAPPORT

de M. le prof. Ad. D'ESPINE et de M. le D[r] Ch. MARTIN-DU PAN, sur leur visite aux formations sanitaires du front italien. Mai-Juin 1917

QUINZIÈME SÉRIE

Août 1917

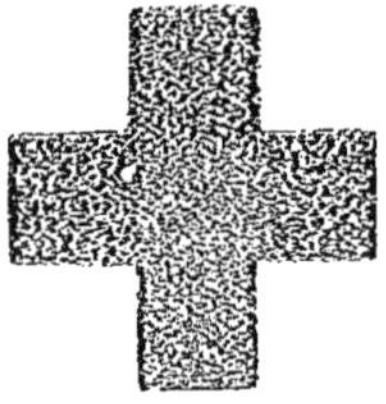

INTER ARMA CARITAS

GENÈVE
LIBRAIRIE GEORG & Cie
Maisons à Bâle et à Lyon

PARIS
LIBRAIRIE FISCHBACHER
33, Rue de Seine

IMP. ALBERT KUNDIG, GENÈVE

RAPPORT

de M. le prof. Ad. D'ESPINE et de M. le Dr Ch. MARTIN-DU PAN, sur leur visite aux formations sanitaires du front italien.

Le front italien forme un vaste arc de cercle dont la plus grande étendue est située sur les cols et les crêtes des Alpes; il est fermé à l'est par une ligne perpendiculaire, qui suit à peu près le cours de l'Isonzo, constituée par les Alpes Juliennes au nord et le Carso au sud.

Le Général Cadorna, après avoir réorganisé l'armée italienne, la lança au moment de la déclaration de guerre au sommet de toutes les vallées qui donnaient accès à la plaine lombardo-vénitienne; seul le Trentin formait une pointe méridionale qui rompait la régularité du front alpin, et dont les Autrichiens ont fait le point de départ de leur grande offensive en 1916, qui fut arrêtée efficacement par les réserves dirigées sur les points dangereux. Plus de 250,000 hommes furent transportés, dans l'espace de quelques jours, par le Général Cadorna de l'Isonzo sur les Altipiani.

Les difficultés inhérentes à une guerre de montagne s'étendant environ sur 600 kilomètres, expliquent la lenteur de la progression italienne, qui néanmoins continue d'une manière régulière.

On comprend dès lors l'intérêt qu'avait la Croix-Rouge à se rendre compte *de visu* de la manière dont avait été résolue par les Italiens la question des secours aux blessés, sur un front si étendu et si difficile comme accès.

Notre mission ne pouvait avoir d'utilité que s'il nous était permis de nous rendre compte des secours aux blessés en première ligne. Les autorités militaires à Trévise et à Vérone nous les accordèrent facilement pour les Alpes du Trentin et du Cadore; pour l'Isonzo, nous dûmes nous adresser directement au Commandement suprême.

Nous sommes partis le 26 mai 1917 pour Milan où nous étions attendus par notre ami le Capitaine Baracchi, secrétaire général de la Commission des prisonniers de guerre de la Croix-Rouge italienne. Nous partions avec lui le 27 mai pour Trévise, dans la zone de guerre, et nous fûmes accompagnés par lui au Cadore et dans le Trentin.

C'est à *Trévise* que réside le délégué général de la Croix-Rouge italienne auprès de l'armée, le Colonel Bassi. L'union entre la Croix-Rouge et le corps de santé militaire est intime; ces deux organisations se complètent d'un commun accord. C'est du colonel Bassi que dépendent toutes les formations sanitaires de la Croix-Rouge au front, qu'il ravitaille par l'intermédiaire de sept délégués pour les différentes armées.

Nous nous sommes transportés le lendemain à *Bellano*, où nous visitions l'hôpital de la Croix-Rouge n° 28; l'hôpital installé actuellement dans une école est transportable avec ses 275 lits; tout peut être emballé en quelques heures pour être transporté dans des caisses et des panières, à dos de mulet.

Le 29 mai, nous partons de bonne heure en auto avec le Général commandant du service de santé de la ...e armée; il arrive avec une pelisse et de gros souliers de montagne, en prévision des neiges que nous trouverons à Falzarego. Nous remontons la Piave, puis la Boïte et nous arrivons au milieu des Dolomites au ravissant village de *Cortina d'Ampezzo*, que je connaissais déjà et que je retrouve à peu près intact, à part quelques maisons détruites par les obus autrichiens. Le grand hôtel *Cristallo* est transformé en hôpital de première ligne, appartenant à la Santé militaire; il renferme 300 lits, 100 pour la chirurgie et 200 pour la médecine. Les blessés venant directement du front, y arrivent déjà au bout de 4 à

10 heures. Nous admirons dans cet hôpital les belles étuves à désinfection.

L'auto remonte ensuite les lacets nombreux d'une route de montagne magnifique, qui est cachée à l'ennemi, par places, par de grands paravents de nattes de paille tressée, et nous dépose à une grande altitude, où, emmitouflés dans de grosses pelisses, nous enfourchons chacun un mulet. Il fait en effet très froid et nous arrivons ainsi dans un campement d'alpins à 2,300 mètres, au pied de la 1re Tofana, grand rocher au sommet duquel on s'est battu dernièrement à 3,200 mètres. 84 Italiens et 50 Autrichiens ont été blessés là-haut à 10 heures du soir, et à 4 heures du matin tous les blessés étaient installés dans des lits, à l'hôpital de Pocol, plus bas, à 1,300 mètres. Grâce aux câbles aériens et aux auto-ambulances qui les transportèrent à Pocol, ce trajet qui aurait nécessité de jour 7 heures à pied, a été effectué en 1 heure et demie.

Du poste sanitaire de la Tofana, nous voyons à nos pieds le col de Falzarego couvert de neige et coupé par deux tranchées à un kilomètre de distance, la tranchée italienne et la tranchée autrichienne, qui échangent constamment des coups de fusil. Derrière la Tofana se trouve le Casteletto, une pointe qui était occupée par les Autrichiens et qui a été décapitée par un trou de mine creusé par les Italiens au-dessous du sommet.

Cette visite intéressante du front alpin fut suivie, à la descente, de celle de l'hôpital de première ligne n° 34 à *Pocol*. Eclairé à l'électricité, que les alpins fabriquent eux-mêmes en empruntant la force aux chutes d'eau du voisinage, cet hôpital, qui a 180 lits, a une salle d'opérations; on y pratique toutes les opérations sur le crâne et l'abdomen, qui, pour réussir, doivent être faites au plus tard six heures après la blessure. Les blessés transportables sont évacués par auto à l'hôpital de *Borca*, situé dans la vallée un peu au-dessous de Curtisen. Celui-ci est installé dans le grand hôtel des Dolomites, tout près de l'ancienne frontière italienne.

Cet hôpital de 200 lits est muni d'une installation radiologique très complète. Il a reçu 3,000 blessés en juin et juillet 1916, pendant la grande offensive autrichienne.

Nous retournons le soir en auto à Belluno et faisons encore le lendemain une excursion alpestre dans la vallée pittoresque du Cismon, qui vient s'ouvrir près de Feltre. On se bat dans le haut de la vallée près du Mont Colbricon, de San Martino di Castrozza et du Passo di Rolle, où la Croix-Rouge italienne a établi des postes sanitaires avancés. Nous visitons plus bas dans la vallée, à *Mezzano*, un hôpital de camp militaire modèle, formé d'une série de 10 baraques avec 500 lits et muni d'installations remarquables pour les douches, pour la désinfection des vêtements et pour la combustion des pansements usagés. Nous voyons un hôpital de première ligne de 200 lits à *Fiera di Primiero*, ainsi qu'un petit hôpital, un peu plus haut, à *Siror*, qui reçoivent tous des blessés arrivant directement du front en auto-ambulance.

Nous rentrons le soir à Belluno et le quittons définitivement, le lendemain matin 31 mai, pour nous rendre en auto à Vérone, en couchant le soir à Trévise. Nous visitons sur ce long trajet de plaine une série d'installations sanitaires intéressantes.

C'est d'abord à *Valdobiadene* une ravissante habitation située sur une éminence avec un beau jardin, transformée en un hôpital de 70 lits et consacrée aux prisonniers blessés. Les 60 prisonniers appartiennent à toutes les nationalités de la monarchie : Magyars, Bosniaques, Tyroliens, Bohémiens, Dalmates, Viennois, etc. Ils sont admirablement soignés; plusieurs des grands blessés ont été transportés à Côme pour être rapatriés; d'autres, qui guérissent, sont renvoyés dans les camps de prisonniers. Nous voyons un soldat russe qui était employé sur le front autrichien dans les tranchées et qui a réussi à s'évader; il a été blessé par une sentinelle autrichienne; il est bien guéri et fait plaisir à voir avec sa figure réjouie.

Plus loin, c'est à *Montebelluno*, un hôpital d'étapes de 108 lits, consacré uniquement aux soldats tuberculeux. Il y en a d'ailleurs fort peu, à ce qu'on dit, dans l'armée, la sélection étant très stricte à ce point de vue au moment du recrutement.

A *Vanegazzu*, nous visitons un hôpital de la Croix-Rouge (n° 38), destiné uniquement au traitement des soldats atteints de malaria. Ils proviennent soit de la région de Montefalcone, soit d'Albanie et de Salonique.

Le lendemain, 1er juin, nous continuons notre route en auto pour Vérone et nous nous arrêtons d'abord à la magnifique villa de M. Demicheli à *Galliera*. Ce château appartenait autrefois à Ferdinand d'Autriche, qui avait été empereur avant François-Joseph; chose curieuse, il avait épousé une princesse de Savoie. C'était avant 1848. Aujourd'hui, nous trouvons 261 blessés installés dans le château et ses dépendances; ils viennent du val Sugana. L'hôpital a été souvent rempli; il contient jusqu'à 800 lits, en comptant ceux recueillis dans les dépendances du château. Le propriétaire, M. Demicheli, qui nous reçoit très aimablement, a installé partout le chauffage électrique; Mme Demicheli est infirmière de la Croix-Rouge; elle a fourni hier, ainsi qu'une de ses compagnes, des greffes prises sur leur bras. Depuis dix mois, il a passé 6,000 blessés dans cet hôpital.

Nous nous arrêtons à Vicence pour déjeûner et nous en visitons les admirables monuments, la Basilica Palladiana et l'Hôtel municipal ainsi qu'un grand nombre d'hôtels particuliers, d'un style renaissance très pur.

A Vérone, nous sentons le voisinage de l'ennemi. Le soir, tous les feux sont éteints et nous ne voyons les Arènes qu'au clair de lune. Le 14 décembre 1916, une bombe d'aéroplane est tombée, en plein jour, sur la place du marché, Piazza dell'Erbe, tuant 64 personnes. Aussi tous les musées sont vides; les objets d'art de valeur ont été expédiés dans les villes du sud. Le fameux monument des Scaligeri est muré.

Le 2 juin, nous visitons le *grand hôpital militaire de Vérone* qui a 1,800 lits.

Nous assistons au traitement de brûlures graves de la face et des mains, par l'ambrine, chez des soldats anglais victimes d'une explosion. Il est appliqué par l'inventeur, le Dr Barthe, envoyé en mission sur la demande de l'Italie. *L'ambrine* est une sorte de paraffine appliquée en fusion sur les parties dénudées, qui forme une carapace protectrice, sous laquelle les brûlures du second et du troisième degré guérissent sans laisser de cicatrices. Nous constatons, en effet, sur quelques malades, traités déjà depuis un certain temps, des résultats merveilleux. Ce traitement peut s'appliquer également aux congélations.

L'hôpital d'enfants *Alessandri,* que nous visitons ensuite, a été transformé depuis huit mois en hôpital de chirurgie et possède une école de rééducation pour les mutilés. Il y a des ateliers de dessin, de dactylographie, de photographie, de tailleurs, de cordonniers, de mécaniciens, de serruriers, même de charpentiers et de menuisiers.

Le colonel Mandelli, délégué de la Croix-Rouge à Vérone, nous avait préparé une expédition au front dans le val Sugana, mais le général commandant s'y oppose et nous fait faire en auto une excursion dans la vallée de l'Adige jusqu'à *Péri* et *Avio,* pour visiter des hôpitaux de campagne de première ligne. A Avio, nous avons le plaisir de serrer la main à deux dames, infirmières de la Croix-Rouge, qui sont les filles du général Porro.

Le lendemain, 3 juin, nous voyons passer des avions italiens; il en part tous les matins qui vont faire des reconnaissances au nord sur le front. La journée est consacrée à une course en auto à Recoaro et à Valli di Signori, aux pieds de l'imposante masse du Pasubio, qui appartient aux Italiens et ferme le chemin à l'offensive autrichienne du côté de Rovereto.

Nous revenons par Schio et Thiene, centres industriels importants, qui sont transformés en hôpitaux de campagne. A *Schio,* il y a quatre hôpitaux de la Santé militaire et deux de la Croix-Rouge, en tout 1,700 lits. Les blessés arrivent à Schio en 3 à 6 heures du haut du Pasubio, grâce aux câbles aériens (teleferi) et aux auto-ambulances qui peuvent recevoir 6 brancards avec blessés couchés ou 13 soldats assis. Les camions automobiles arrivent à la gare de Schio où l'on fait la répartition des blessés (Ufficio di smistamento); les blessés graves intransportables sont installés de suite dans les hôpitaux de Schio; les autres sont expédiés en trains sanitaires, à Vérone ou à Milan.

Nous visitons à Schio un très bel hôpital de la Croix-Rouge de 680 lits, dont 360 sont occupés actuellement. Le professeur Agostinelli nous en fait les honneurs; il nous remet une brochure sur les opérations du crâne qu'il a pratiquées depuis le début. 101 blessés ont été trépanés, dont 31 sont morts, soit moins d'un tiers. C'est un succès remarquable.

Les hôpitaux de Schio reçoivent également les blessés des hauts plateaux d'Asiago et des Sept Communes, où l'on s'est tant battu l'année dernière. Un peu plus loin, à *Sant'Orso*, nous sommes vivement intéressés par un hôpital de première ligne installé sur la hauteur, dans une belle villa d'où l'on voit Vicence, et dirigé par un remarquable chirurgien, le professeur Saviozzi, de Pise, qui opère surtout des blessés du crâne, du thorax et de l'abdomen. Ceux-ci lui arrivent du plateau d'Asiago en deux à quatre heures au maximum après la blessure, ce qui lui permet d'avoir des résultats opératoires très satisfaisants. Ceux qu'il a déjà publiés, sont remarquables et méritent d'être résumés dans ce rapport.

Sur 50 trépanations (craniectomies), il a eu 33 guérisons et 17 morts. Sur 137 plaies pénétrantes du thorax, il a eu 96 guérisons et 41 morts. Il traite les blessés du thorax par le repos absolu, la position demi-assise, les injections de morphine et l'huile camphrée. Il procède à la désinfection de la plaie et à l'extraction du projectile, s'il y a lieu.

Il a eu 101 cas de plaies pénétrantes de l'abdomen. Les malades qui ont pu être opérés avant la sixième heure, ont donné 62 % de guérisons et 38 % de morts; après la sixième heure, il n'a eu que 10 % de guérisons et 90 % de morts.

Le professeur Saviozzi traite les fractures compliquées par

l'irrigation permanente au liquide de Dakin, suivant la méthode de Carrel, soit dix minutes toutes les deux heures. Pour le genou, il procède de la même manière après arthrotomie; il a obtenu ainsi des guérisons d'arthrites suppurées après 10 jours de traitement.

Nous rentrons le soir à Vérone et prenons le train le lendemain matin pour *Udine* où nous arrivons par une chaleur torride. Nous visitons le 5 juin au matin un train sanitaire de 14 wagons, qui va partir pour Milan avec 300 blessés provenant des hôpitaux d'Udine. C'est le train n° 16 qui a parcouru déjà 90,000 kilomètres. Nous visitons également les magasins de la Croix-Rouge remplis de tout le matériel nécessaire pour une armée : draps, couvertures, lits, brancards, auto-ambulances, etc.

Udine est un centre hospitalier très important; cette ville peut mettre à elle seule 20,000 lits à la disposition de l'armée.

Nous avons fait l'après-midi une excursion fort intéressante à *Gorizia*, sous la direction du colonel Boccardo, délégué de la Croix-Rouge italienne. A mesure qu'on se rapproche de l'Isonzo, le pays porte davantage l'empreinte de la lutte de l'année dernière. A gauche les hauteurs dénudées et rasées du Podgora, en face Lucinico, tout en ruines; nous passons l'Isonzo sur la passerelle construite par le génie pour remplacer le pont détruit par les Autrichiens. Rien de plus lugubre que les rues désertes de Goritzia, qui est encore sous le feu de l'ennemi. Une batterie italienne tire sur les Autrichiens qui ne ripostent pas. Ils se sont dédommagés le soir, paraît-il, et ont bombardé la ville.

La Croix-Rouge italienne a deux hôpitaux à Gorizia.

Au retour, nous nous arrêtons à *Cormons*, tête de ligne du chemin de fer italien, et nous allons visiter le grand hôpital de la Croix-Rouge dont la façade est éventrée par un obus tombé la veille. Heureusement il n'a pas éclaté et s'est arrêté devant la porte, où il est gardé par un carabinier. Cet obus a un mètre de long et a été lancé par une grosse pièce d'artillerie lourde.

Le lendemain, le colonel Boccardo nous prévient qu'il va nous emmener à *Plava* sur l'Isonzo, pour visiter une ambulance creusée dans le rocher et à l'abri des obus; mais pour y arriver, il nous soutient qu'il y a quelques risques et emporte pour nous, dans l'auto, des casques en fer. Après avoir passé l'Isonzo et traversé Plava en ruines, nous arrivons à Zagora au pied du Monte Kuke, d'où est partie dernièrement l'offensive italienne qui s'est emparée du Kuke et du Vodice. Malheureusement, la vallée est encore exposée aux bordées d'artillerie du Monte Santo qu'on aperçoit dans le fond, du côté de Gorizia. Nous n'avons d'ailleurs reçu aucun projectile pendant notre visite et nous nous sommes bornés à ramasser des éclats d'obus de 290, qui avaient atteint la veille les bâtiments sanitaires situés en plein air. Hier soir, le bombardement a duré 70 minutes et a forcé tout le monde à se réfugier dans les cavernes.

Rien de plus curieux et de plus instructif que l'ambulance de *Zagora*, creusée dans le roc et éclairée par l'électricité. Pendant la grande offensive, elle a soigné et réexpédié 2,500 blessés en trois jours. Aujourd'hui il en arrive encore 200 par jour, descendant de la montagne sur des mulets ou portés à bras sur des brancards. L'ambulance est munie de 18 lits, où sont soignés les blessés intransportables; une autre ambulance, située dans une grotte, dispose encore de 75 lits pour les blessés les plus graves.

L'ambulance est munie d'une salle pour l'examen radioscopique et d'une salle d'opérations, ainsi que d'appareils à désinfection pour les objets de pansement. Nous avons assisté à une craniectomie sur un soldat qui avait été blessé à la tête deux heures auparavant sur le Monte Kuke.

Le professeur Marro, de Turin, qui aujourd'hui est absent, est l'opérateur en chef de cette section de santé qui a rendu de grands services par sa position avancée, rapprochée du front.

Au retour, nous avons trouvé à *Birio Coshana* une section de santé à quelques kilomètres de l'Isonzo, qui possède 40 camions automobiles, 12 médecins, 200 brancardiers et infirmiers; elle reçoit et évacue tous les blessés transportables de Plava et de Zagora. Cette section de santé peut loger sous la tente jusqu'à 1,200 blessés.

La journée du 7 juin a été très chargée.

Nous avons commencé par la visite d'un *grand camp de prisonniers,* où ceux-ci sont amenés du front pour subir une quarantaine avant d'être répartis dans les différentes régions de l'Italie. Il a passé déjà par ce camp 71,391 prisonniers depuis le début; aujourd'hui il y en a 12,700, répartis en trois camps différents; les arrivants subissent un nettoyage complet et une désinfection de leurs vêtements et ne passent dans le second camp qu'après l'examen bactériologique des selles. Le médecin qui nous accompagne, attribue à cette quarantaine rigoureuse, le fait que l'armée italienne et toute la population ont été préservées dès le début d'épidémies de choléra et de typhus.

Dans la troisième partie du camp, sont les prisonniers équipés à neuf et prêts à partir pour l'intérieur de l'Italie.

On met des interprètes à notre disposition pour pouvoir nous entretenir avec tous ces soldats, qui appartiennent aux différentes races de la monarchie austro-hongroise. Nous avons remarqué que les Bosniaques sont enfermés dans un camp spécial, où ils ont leur culte musulman. Les sous-officiers, au nombre de 400, sont concentrés dans le voisinage.

Tous nous ont paru contents de leur sort et reconnaissants des soins; le camp renferme, dans une section à part, 400 officiers dont deux colonels, qui nous ont fait l'éloge de l'humanité du commandant du camp, le major comte de la Torre. Nous avons vu là quatre chirurgiens autrichiens qui aidaient les médecins italiens à panser les blessés de l'infirmerie. La nourriture est bonne et abondante; c'est la même que celle des soldats italiens.

Les prisonniers ont reçu déjà pour 6,000 lires de tabac. L'eau est excellente et fraîche; elle sort d'un puits artésien.

Le camp est situé à 28 kilomètres du front et quoiqu'on

entende gronder le canon dans le lointain, il est à l'abri de tout danger de projectiles.

La garde du camp en est complètement séparée par des treillis de fil de fer, de façon à éviter tout contact avec les prisonniers, à cause de la contagion possible. La police du camp est faite par d'anciens prisonniers qui peuvent parler les différents dialectes de l'Autriche.

San Giorgio di Nogara, que nous visitons ensuite, a été le siège de l'Université de camp où tout l'hiver et le printemps les étudiants en médecine ont suivi des cours sur la chirurgie de guerre.

Le professeur Tusini, de Padoue, a un grand service de chirurgie; nous assistons à une opération pour extraction d'une balle dans le canal vertébral. Nous voyons ensuite une série d'opérés pour blessures analogues de la moelle, dont plusieurs sont guéris ou en bonne voie de guérison; l'un d'eux nous intéresse particulièrement; il s'agit d'un soldat auquel on a retiré un éclat d'obus de la colonne vertébrale au niveau de la troisième vertèbre cervicale.

Nous sommes attendus pour déjeûner au mess des officiers et reçus très aimablement par le général commandant.

Nous finissons la journée par une course en auto à *Aquileja* d'où nous voyons très bien le Carso avec la fameuse Hermada. Nous apercevons près de nous Montefalcone où une ambulance a été détruite par les obus autrichiens. Nous avons été serrer la main, à l'hôpital, à trois confrères grièvement blessés. L'un d'eux a dû même subir une amputation de cuisse immédiate.

La dernière excursion a été consacrée à la visite du haut Isonzo, à Tolmino que nous avons vu de loin et qui est encore aux Autrichiens, puis à Caporetto et à Serpenizza. Nous apercevons dans le fond de la vallée le mont Rombon, au-dessus de Plezzo, où l'on se bat en ce moment. Nous voyons très bien les tranchées italiennes à la limite de la neige.

Nous visitons un hôpital de la Croix-Rouge de 50 lits à

trois ou quatre kilomètres du front, aux pieds du mont *Polonic.*

Nous aurions voulu continuer nos explorations du côté du Carso, mais nous étions pressés par le temps pour arriver au convoi des grands blessés italiens à Côme.

Nous sommes donc partis le 9 juin pour aller coucher à *Venise* et visiter, le dimanche 10, le grand hôpital de la Croix-Rouge installé dans le lycée *Foscarini.* Sur 550 lits, 400 sont occupés par des blessés provenant de l'Isonzo. L'hôpital est admirablement organisé pour les quarantaines, qu'on fait subir aux prisonniers ou aux soldats qui débarquent à Venise. L'eau de boisson est excellente; elle vient de la montagne (de Bassano); aussi la fièvre typhoïde, si fréquente anciennement, est devenue très rare; on n'en observe plus que quelques cas isolés chez les enfants qui se baignent dans les canaux.

Nous sommes partis le soir pour *Milan* où nous avons passé toute la journée du 11 juin à visiter les hôpitaux territoriaux de la ville. Milan dispose de 25,000 lits, et même de 40,000 si on y comprend les environs immédiats. Actuellement on compte 470 officiers et 13,076 soldats hospitalisés à Milan. Nous assistons à l'arrivée d'un train de blessés provenant de Cervignano à la Porta Vittoria. Nous visitons à l'hôpital Maggiore le pavillon Zonda dirigé par le célèbre professeur Rossi, le même qui, près du front, opère à l'hôpital de la Croix-Rouge de Quisca. On nous fait voir ensuite un très bel hôpital installé dans les établissements Ricordi (célèbre éditeur de musique) et qui a été payé par les villes de France.

Nous allons le soir en auto à *Côme,* avec le comte della Somaglia, président de la Croix-Rouge italienne, pour assister le lendemain à l'arrivée d'un train de grands blessés italiens, dirigé par le médecin-chef de la Croix-Rouge suisse, le colonel Bohny, et le 13 juin nous rentrions à Genève, après avoir visité trois sections de santé avec leurs postes avancés près du front, 17 hôpitaux de campagne en première ligne, 14 hôpitaux de seconde ligne avec leurs divers services spéciaux pour l'odontologie et les lésions de la face, pour les lésions nerveuses, pour les maladies des oreilles et des yeux, enfin 5 hôpitaux territoriaux.

Nous terminons ce rapport par quelques considérations générales sur les Services de santé de l'armée, sur le traitement des blessés et sur les mesures hygiéniques prises dans toute l'étendue de la zone de guerre.

Il y a lieu de relever tout d'abord l'organisation parfaite des secours aux blessés sur tout le front de l'armée italienne, et l'outillage complet des sections sanitaires avancées permettant d'opérer et d'hospitaliser pendant 7 à 8 jours les soldats atteints de blessures graves de la tête, du thorax et de l'abdomen. Les statistiques opératoires sont brillantes, pourvu que le chirurgien puisse intervenir dans les six heures qui suivent la blessure.

A ce point de vue, nous avons constaté souvent l'importance du service radiologique et la présence d'appareils de désinfection permettant d'avoir une stérilisation parfaite des instruments et des objets de pansement.

Presque partout, dans ces postes opératoires avancés, l'opérateur était choisi parmi les professeurs de chirurgie connus des Universités italiennes.

Dans ces hôpitaux de première ligne, il y a un service de réception, séparé du reste de l'hôpital, dans lequel les blessés et les malades sont inscrits à leur arrivée, puis déshabillés, baignés ou lavés, soumis aux soins du coiffeur barbier. puis revêtus du costume hospitalier. Tous les vêtements sont désinfectés, étiquetés et rendus à la sortie.

Nous tenons également à faire ressortir l'importance des service rendus par la Croix-Rouge italienne au Service de santé de l'armée. Leur coopération étroite a permis d'assurer, sur le front si étendu de l'armée italienne, les secours aux blessés d'une manière efficace et complète.

Le service de l'hygiène de l'armée a bien mérité de la patrie italienne, en assurant partout à la troupe une eau pure (puits artésiens), ou en postant sur le passage des troupes des tonneaux d'eau stérilisée.

C'est à lui que sont dues également les précautions sanitaires pour empêcher l'invasion du choléra et du typhus. Partout on trouve, dans les centres importants des corps d'armée, des services bactériologiques, permettant tous les examens utiles.

Les vaccinations en grand des soldats contre la fièvre typhoïde et la variole ont préservé l'armée de ces fléaux redoutables.

Ajoutons que tous les blessés sont vaccinés avec le vaccin antitétanique et que le tétanos est à peu près inconnu dans les hôpitaux de blessés en Italie.

La question du transport des blessés est résolue d'une manière très remarquable. En montagne, nous avons insisté sur le nombre des câbles aériens pour les transports rapides dans les endroits d'accès difficile. Il faut relever également le nombre et l'excellence des routes qui ont été construites un peu partout dans la zone de montagne et leur entretien constant par l'autorité militaire. Enfin, le nombre considérable des auto-ambulances, près du front, et les trains sanitaires pour l'évacuation en plaine complètent l'admirable organisation des secours aux blessés en Italie.

Nous ne pouvons terminer ces courtes notes de voyage sans exprimer notre reconnaissance aux autorités militaires et aux représentants de la Croix-Rouge, qui, par leur assistance et leurs prévenances, nous ont ouvert toutes les portes et nous ont permis de nous acquitter de notre mission. Qu'il nous soit permis en particulier de transmettre nos hommages respectueux au Commandement suprême de l'armée et à M. le Comte della Somaglia, président de la Croix-Rouge italienne.

Genève, août 1917.

Les Délégués du Comité international de la Croix-Rouge :

Prof. Ad. D'ESPINE, vice-président.
Dr Ch. MARTIN-DU-PAN.

www.ingramcontent.com/pod-product-compliance
Ingram Content Group UK Ltd.
Pitfield, Milton Keynes, MK11 3LW, UK
UKHW021036200726
13857UKWH00004B/1745